Edelsteine, wertvolle Helfer

Sonja Lindauer

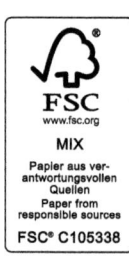

Herstellung und Verlag:
BoD - Books on Demand, Norderstedt
ISBN 978-3-7431-9396-3

„Gottes Wege sind wundersam"

Das ist der Spruch, der mich schon ein Leben lang begleitet. Seltsam ist auch, dass man oft erst sehr weit herunter kommen muss, um für manche Wege offen zu werden.
Als gelernte Arzthelferin war ich natürlich in der Schulmedizin zu hause. Erst als meine körperlichen Probleme anfingen und die Ärzte lediglich auf meine Figur anspielten, die Blutwerte keine konkreten Aussagen trafen, dass überhaupt etwas nicht in Ordnung sei, konnte ich mich öffnen für die Homöopathie und die energetischen Schwingungsbereiche.
Meine Begeisterung hielt sich anfangs in Grenzen. Erst als ich langsam merkte, dass sich mein Befinden besserte, meine Beine mir wieder gehorchten und somit sich auch mein psychischer Zustand stabilisierte, wurde ich eine überzeugte „Steinefrau", wie ich von einem Teil meiner Klienten liebevoll genannt werde.
Immer öfter wurde ich darauf angesprochen, was ich denn da eigentliche mache, denn fortan trug ich ständig den Situationen angepasste Steine, die ich da noch über Meditationskarten bestimmte.
Manche Leute baten mich dann, ob ich mit ihnen nicht auch die für sie passenden Steine bestimmen könnte.

Dann folgte, angeregt durch unseren damaligen Kaplan, der ein großer Hildegard-Verehrer ist, ein Vortrag beim Frauenbund. Die Vorsitzende war allerdings zuerst skeptisch, doch es war ein erfolgreiches Unterfangen mit etwa hundert Zuhörern. Ab diesem Tag stand mein Telefon nicht mehr still.
Ein gutes halbes Jahr später folgte der zweite Vortrag, denn die Begeisterung und das Interesse nahm ständig zu. Offensichtlich hatten viele der damaligen Besucher Anregungen verspürt, für gut befunden und weitergegeben.

Von da an kam eins zum andern. Ich belegte Kurse für Reflexzonenmassage, klassische Entspannungsmassage, interessanterweise immer angeregt durch eine meiner Freundinnen. Bald folgte Schamanismus und dann die Kinesiologie. Seit dieser Zeit hatte ich noch mehr Spaß an dieser schönen Arbeitsweise und ich war Gott unendlich dankbar, dass er ausgerechnet mich für eine so schöne Arbeit und so eine Gabe ausgewählt hat. Ständig durfte ich neue Erfahrungen zu meinem Wissen hinzu gewinnen, wobei ganz wichtig natürlich die Rückmeldungen von meinen Klienten waren. Nach einiger Zeit hatte ich mich dann dazu entschlossen, dies beruflich umzusetzen und eröffnete einen Laden, den ich jetzt schon über einundzwanzig Jahre betreibe. Die zufriedenen

Gesichter und ganz besonders die Weiterempfehlungen meiner Klienten erfreuen mich immer wieder am meisten. Da wieder-holt der Wunsch an mich herangetragen wurde, mein Wissen und meine Erfahrungen in einem Buch zu verarbeiten, komme ich damit diesem Wunsch sehr gerne nach.

CHACREN-LEHRE

Die Chacren oder Energiecentren des Körpers sind die „Stützpunkte" der Edelsteintherapie. Das Wurzelchacra ist das erste Chacra. Es sitzt am Schambein und ist das erste Energiecentrum in unserem Leben. Die Entwicklung des Wurzelchacras dauert vom Tag der Geburt bis zur Vollendung des ersten Lebensjahres. Wir werden also durch das Wurzelchacra unserer. Mutter in unser eigenes hinein geboren.

Das zweite Chakra ist das sacrale Energiecentrum. Es wird auch Milzchacra genannt. Dieses entwickelt sich vom ersten bis zum zweiten Lebensjahr. Hier finden alle Entgiftungsvorgänge statt und emotionale Empfindungen, die nicht mehr gebraucht werden und hier festgehalten werden, dürfen gehen, wenn ich sie loslassen kann.

Das dritte Chacra ist der Solarplexus oder das Sonnengeflecht. Hier nehme ich die Kraft auf, die ich zum Leben brauche. Nötig ist vor allen Dingen, soviel Kraft aufnehmen zu können, wie ich für mein Tagesgeschehen brauche. Werde ich zu schnell müde, reicht die Kraft nicht aus, die ich aufnehmen kann. Dieses Energiezentrum entwickelt sich vom zweiten bis zum dritten Lebensjahr.

Das vierte Chacra ist das Herzchacra. Es besteht aus der rechten und linken Seite des Herzens. Die rechte Seite steht für Beruhigung und Harmonie, die linke für Selbstwertgefühl und Energie der Herzfunktion. Wenn beide Seiten in Harmonie zu einander stehen, ist dieses Energiezentrum in voller Funktion. Interessant ist vor allen Dingen, dass wir auch Musik mit dem Herzchacra wahrnehmen. Hier wird empfunden, ob uns die Art der Musik gefällt und positiv empfunden wird. Es entwickelt sich vom dritten bis zum vierten Lebensjahr.

Das fünfte Chacra ist das Halschacra. Hier sitzt das Sprachzentrum. Es entwickelt sich vom vierten bis zum fünften Lebensjahr, also sollte jedes Kind bis zum fünften Lebensjahr einigermaßen gut sprechen können. Ansonsten bedarf es der Unterstützung dieses Elementes. Sprechen bedeutet nichts anderes als die freie Äußerung unserer Bedürfnisse.

Das sechste Chacra ist das dritte Auge. Hier wird das Gleichgewicht zwischen uns und unserer Umwelt geschult. Es gilt als das schwierigste aller Elemente. Die eine Hälfte besteht aus der Darstellung meiner Persönlichkeit, die andere Hälfte ist dafür da, von meinen Mitmenschen zu lernen und das Gelernte in mein Leben zu integrieren. Dieses Energiezentrum entwickelt sich vom fünften bis zum sechsten Lebensjahr.

Das siebte Chacra ist das Scheitel- oder Kronenchacra. Es ist das Letzte der sieben Hauptchacren. Es entwickelt sich vom sechsten bis zum siebten Lebensjahr und schließt somit das erste Durchleben der sieben Hauptchacren ab. Das Kronenchacra dient der Bewußtmachung meines göttlichen Anteils und meines universellen Anschlusses.

Mit Vollendung des siebten Lebensjahres beginnt das Durchleben der Hauptchacren von neuem am Wurzelchacra und setzt sich die nächsten sieben Jahre wieder fort bis zum Scheitelchacra mit Vollendung des vierzehnten Lebensjahres usw.. Das heißt, dass ich z. B. im zwanzigsten Lebensjahr im Bereich des dritten Auge lebe und dieses in der Zeit weiter entwickelt wird.

Das Wurzel- oder Basischacra

Hier sind wir mit der Kraft der Mutter Erde verbunden. Wer sich gern in geistige Höhen Verliert und zu wenig auf seinen eigenen Füssen steht, wird die hier zugeordneten Steine und Öle schätzen lernen. Das Wurzelchacra ist das erste Element, dass wir am Beginn unseres Lebens kennen lernen, da wir im Normalfall durch das Wurzelchacra unserer Mutter in unser eigenes hinein geboren werden. Deshalb bildet es die Basis für ein erfülltes Leben. Allerdings sollte keine zu erdlastige Beziehung bestehen, denn dann wird man schwermütig und depressiv. Wichtig ist eben das gesunde Verhältnis zu den nachfolgenden Energiezentren. Das Vertrauen ins Leben und das alles, was für mich wichtig ist, mir auch zur rechten Zeit gegeben wird ist hier verankert. Die hier zugeordneten ätherischen Öle sind Nelke und Zedernholz, die Farbe Rot.

ACHAT
Symbolik: Schutz
Sternzeichen: Jungfrau
Dieser meist graue Stein begleitet das werdende Leben, besonders kurz vor und während der Geburt. Wenn wir ihn genau anschauen, dann erkennen wir Ringe oder geschlossene Kreise, die stark an die Gebärmutter erinnern. Er gilt als starker Beschützer vor negativen Energien und wird auch Paragraphenstein genannt, da er in Rechtsstreitfällen durch seine aurastärkende Wirkung beim Formulieren unseres Sprechens unterstützt.
Achat wirkt stärkend auf die Aura, da er Körper, Geist und Seele in Einklang bringt. Außerdem schützt er vor Trunksucht. Er ist auch sehr gut geeignet bei Kindern, die Schulprobleme haben, z. B. mit Mitschülern oder Lehrern nicht zu recht kommen.

GRANAT
Symbolik: Aufbau
Sternzeichen: Widder, Skorpion
Dieser tiefrote, oft transparente Stein wird für rheumatische Beschwerden verwendet. Er beruhigt die Skelett bezogenen Beschwerden und bringt dort neue, positive Energie und erdet. Somit wird der Bewegungsapparat wieder gestärkt. Granat reguliert darüber hinaus den Kreislauf und hilft bei anämischen Beschwerden, da er die Blut-

bildung anregt. Ebenso findet er Einsatz bei depressiven Verstimmungen, denn er steht für Freude und Lebenskraft und schenkt uns aufbauende Energie. Zum Schlafen sollte Granat meist eher abgenommen werden, da seine Energie sehr stark ist und evtl. zu sehr im Schlaf aufwühlt. Unter tags verbrauchen wir diese Energien doch recht schnell und können die nach fließende dankbar annehmen.

JASPIS
Symbolik: Willenskraft
Sternzeichen: Widder, Skorpion
Jaspis gilt als stark reinigend für die Verdauungsorgane und beginnt damit bereits bei der Leber, die ein entgiftendes Organ ist, bis zum Dickdarm. Somit unterstützt er die Reinigungs-Prozesse des Körpers. Besonders eingesetzt wird hier der rote Silexjaspis. Er stärkt darüber hinaus die Fortpflanzungsorgane und die damit verbundenen Körpervorgänge. Jaspis ist hilfreich bei Alpträumen und schenkt tiefen, ruhigen Schlaf und verbindet uns mit der Erde.

RUBIN
Symbolik: Liebe
Rubin kennen wir vor allem als Schmuckstein von Ringen und Ketten. Hildegard von Bingen empfiehlt von längerem Gebrauch des Rubins

Abstand zu nehmen, da er ein sehr massiver, kraftvoller Stein ist, und empfiehlt ihn lediglich stundenweise zu tragen. Er wirkt Blutdruck erhöhend und vermittelt das Gefühl der Liebe für uns selbst und unsere Mitmenschen. Bisher habe ich keine negativen Erfahrungen meiner Klienten bei etwas längerem Tragen des Rubins als Rückmeldung bekommen.

Sacrales Chacra

Hier befindet sich das Zentrum unserer Körperentgiftung. Diesem Element sind Niere, Blase und Darm zugeordnet, die im Körper für Entgiftung sorgen, sowie der Unterleib. Genauso findet hier die seelische oder emotionale Entgiftung statt. Alte Emotionen, die ich nicht loslassen kann oder will, halte ich dann hier noch fest. Sie machen mir schwer zu schaffen und beeinträchtigen somit stark meine Lebensqualität. Die hier zugeordneten ätherischen Öle sind Ylang-Ylang und Sandelholz, die Farbe: orange.

FEUEROPAL
Symbolik: Humor
Dieser wunderschöne orangefarbene leuchtende Stein stärkt besonders den Nieren/Blasenbereich sowie den Unterleib und die Darmtätigkeit. So wie er im körperlichen Bereich für Entgiftung sorgt, bereinigt er auch im seelisch-emotionalen Bereich alles was wir festhalten und nun in Frieden gehen darf. Er ist angezeigt, wenn ich überernst bin, alles nur negativ betrachte und mir die nötige Lockerheit fehlt, um auch, wie man so schön sagt, mal fünf gerade sein zu lassen. Die nötige Leichtigkeit für das meist eher ernste Leben kann dann wieder Einkehr halten. Natürlich ist es auch wichtig, die tägliche Trinkmenge noch

oben zu schrauben, denn wenn der Feueropal Einsatz findet, muss auch die Nierentätigkeit angeregt werden. Daher wirkt Feueropal auch unterstützend bei Harnwegs- und Nierenerkrankungen.

KARNEOL
Symbolik:Aktivität
Sternzeichen: Widder, Skorpion
Besonders geeignet ist Karneol für Menschen, denen es am nötigen Zutrauen zu sich selbst fehlt. Außerdem hilft er bei Blutdruckbeschwerden, die auf emotionaler Ebene liegen (essentieller Blutdruck, es gibt auch den arteriellen, der mit der Herzfunktion zusammen hängt). Die Niere ist das Partnerschaftsorgan im weitesten Sinne, d. h. nicht nur mein Lebenspartner, sondern auch Kinder, Freunde oder Arbeitskollegen, mit denen etwas ungeklärt ist, können auf dieser Ebene Einfluss nehmen auf meine emotionale Nierenfunktion und können dadurch meine Funktionswerte verändern. Ebenso wie Feueropal wirkt er entgiftend und emotionsklärend auf der sacralen Ebene. Karneol ist darüber hinaus zuständig für die Konzentration, also auch für Schüler gut geeignet und hilft seine Fähigkeiten zu entwickeln und ins Dasein zu integrieren.

HELIOTROP
Symbolik: Mitgefühl und Demut
Dieser dunkelgrüne Stein mit seinen roten Tupfen, die auf den Eisengehalt hinweisen, kommt besonders bei aggressiven Gefühlen zum Einsatz. Hier frage ich meine Klienten gerne, ob sie sich denn fühlten wie ein Rasenmäher, der sagt, so und jetzt zeige ich es euch wer der Herr ist und wo es lang geht! Die meisten bejahen diese Frage. Die roten Tupfen auf diesem dunkelgrünen Stein werden durch den Eisengehalt hervorgerufen, darum findet er auch Einsatz, wenn die Hämoglobinwerte nicht in Ordnung sind. Besonders geeignet ist Heliotrop bei hyperaktiven Kindern, die und sehr aufgedreht sind und wohl daher auch schlecht mit ihren Empfindungen gegenüber Dritten umgehen können Er stärkt von der Leber bis zum Darm den Verdauungsapparat und fördert so die Entgiftungsvorgänge im Körper. Mit Heliotrop kann ich lernen, meine Gefühle besser zuzuordnen, in dem ich erkenne, was denn diese gereizten Gefühle auslöst. So kann ihnen auf den Grund gegangen werden und sie können so überwunden oder richtig gestellt werden. Außerdem ist Heliotrop eine große Hilfe für Menschen, die zum Nasenbluten neigen.

MONDSTEIN
Symbolik: Beruhigung
Sternzeichen: Fische
Ganz wichtig ist die Wirkung des Mondsteins bei hormonellen Beschwerden, sei es im Klimakterium, Schwangerschaft oder in der Pupertät. Außerdem gehört die Schilddrüse, ebenso wie die Galle und Lymphe zu seinen Wirkungsbereichen. Für Frauen ist der Mondstein im Wechseljahrsalter ein guter Begleiter, da er gerade hier die etwas durch-einander geratenen Hormone wieder ins Gleichgewicht bringt. Durch seine entgiftende Wirkung stärkt er Niere und Blase und sorgt für einen regelmäßigen Zyklus. Mit Mondstein sollte eine schmerzfreie Menstruation gegeben sein. Besonders interessant ist die Effektivität bei Männern. Da der Mondstein als weiblich gilt, was ja immer für gefühlsbetont steht und männlich als Stärke verstanden wird, werden beim männlichen Träger Emotionen freigesetzt, die sich im sacralen Bereich festgefahren haben. Das ist für die meisten Männer eine ganz neue Erfahrung, das Gefühlsleben bewusst wahrzunehmen! Das sind die Männer meistens nicht gewohnt. Bei männlichen Trägern soll eben genau dieses Zulassen der Gefühlswelt dadurch gefördert werden. Oft ist das für das „starke Geschlecht" eine massive neue Seite, die sie da entdecken dürfen und viele sind davon überrascht, was so alles in ihren Empfin-

dungen verborgen ist. Die Männer lernen aber meist schnell mit den neuen Gefühlseindrücken zurechtzukommen und genieren sich nicht deswegen vor ihren Artgenossen. Das ist meiner Meinung nach eine äußerst positive Entwicklung! Weg von dem Denken besonders schon bei Buben „ein Indianer kennt keinen Schmerz und ein Bub weint doch nicht"! Es gibt keinen Grund dafür Gefühle als Schwäche auszulegen, im Gegenteil, ich denke, sie vermitteln eher eine klarere Sichtweise und mehr Verständnis für meine Mitmenschen. Es wird höchste Zeit, dass sich alle Menschen wieder Gefühle leisten, egal ob männlich oder weiblich, sich ihrer bewusst zu werden und sie annehmen und umsetzen lernen!

CHRYSOBERYLL
Symbolik: Güte
Dieser Stein war ein großer Liebling der Hildegard von Bingen. Früher wurden mit diesem Stein Brillengläser geschliffen. Er wirkt wie alle Steine in diesem Bereich auf die Entgiftungsorgane sowie auf den emotionalen Bereich. Die Symbolik Güte steht dafür mit mir selbst nicht zu hart umzugehen, sondern lernen mit meinen Schwächen zu leben. Natürlich wirkt sich das auch auf meine Mitmenschen. Es kann nämlich sein, dass dadurch, dass ich selbst zu mir zu streng bin, ich auch von meinen Mitmenschen zu viel verlange

und das auf diese anstrengend oder sogar abstoßend wirkt. Er hilft also sanfter mit mir selbst zu werden und nicht zu viel von mir zu erwarten. Er stärkt insbesondere die Galle und Leber und hilft bei Darmbeschwerden.

Solarplexus

Dies ist unser Kraftzentrum. Hier tanken wir unsere Energie, um den Tag gut zu bestehen. Wenn im Kraftzentrum Blockaden sind, dann fühlen wir uns müde und schlapp, haben das Gefühl, zu nichts im Stande zu sein. Die Steine, die hier zugeordnet sind, haben die Aufgabe, alte gegen neue Energien auszutauschen. Von hier aus wird dann die Energie in alle Bereiche des Körpers weiter geleitet. Solarplexus ist außerdem das Zentrum mit dem wir gemachte Lebenserfahrungen aufnehmen und in unser Leben integrieren. Ein gut versorgtes Kraftzentrum vermittelt eine positive, kraftvolle und ausgeglichene Lebenseinstellung. Manchmal wird dieses Zentrum auch als Sonnengeflecht bezeichnet, denn die Sonne steht für Kraft und Energie. Deshalb spricht man hier auch gerne vom sonnengleichen Sein. Die hier zugeordneten ätherischen Öle sind Lavendel, falls beruhigende Wirkung notwendig ist, Rosmarin wirkt entgiftungsfördernd und Bergamotte ist die kräftigende Komponente in diesem Trio, die zugeordnete Farbe ist gelb.

BERNSTEIN
Symbolik: Erfolg

Bernstein ist die Ausnahme unter den Edelsteinen. Im Gegensatz zu den anderen Steinen besteht er aus versteinertem Baumharz. Je nach Baumart kann er daher unterschiedliche Brauntöne haben. Bernstein nimmt intensiv negative Energien auf und gilt als starker Schutzstein. Er hilft besonders bei Mandelentzündungen und Kropf Leiden. Besonderen Einsatz findet er als „Zahnungshelfer" bei Babys und anderen Zahnbeschwerden. In manchen Büchern ist zu lesen, dass zuerst die Mutter den Bernstein tragen soll, bevor sie ihn ungereinigt dem Kleinkind umhängt. Ich habe allerdings festgestellt, dass das so nicht funktioniert und das ist auch ganz leicht erklärbar, weshalb nicht. Es gibt ein Sprichwort, das heißt „man kann nicht zwei Herren dienen" und genau so eine Grundlage haben wir hier auch: entweder kann Bernstein massive negative, krankmachende Energien aufnehmen oder, wie in solchen Büchern beschrieben wird, die positive Energie der Mutter auf das Kind übertragen. Bernstein muss sehr gut und gründlich gereinigt werden, um alles Negative wieder zu beseitigen und somit wird klar, warum diese Art der Transformation nicht funktionieren kann. Man stelle sich vor, dieses kleine Wesen, mit all dem was in der Mutter sich in zwei Wochen angesammelt hat, kommt in einem Schlag und geballt auf dieses etwa halbjährige kleine Kind zu und dieses soll mit all dieser emotionalen und körperlichen Ladung zu Recht kommen! So wird meiner Erfahrung nach eine gute Sache in die absolute negative Umkehr gebracht. Ich habe deshalb schon mehrere Gespräche mit Müttern geführt, die Opfer solcher Beratungen geworden sind und zuerst mal nichts mehr von Steinen wissen wollten, weil sie total frustriert waren durch ihre Negativ Erfahrungen. Eine gewissenhafte Reinigung ist besonders bei Bernstein sehr wichtig! Darüber hinaus stärkt Bernstein die Nierenfunktion.

GOLDTOPAS
Symbolik: Entzücken
Sternzeichen: Schütze
Aufgeladen mit der Sonnenenergie und gut gelaunt, so soll das Gefühl beim Tragen eines Goldtopas sein. „Sonnengleiches sein" ist seine Devise! Das Spüren der positiven Lebensenergie, Freude und gerne auf unserer schönen Erde leben. Dies alles vermittelt Goldtopas. Deshalb findet er auch Einsatz bei depressiven Neigungen, wenn ich keinen positiven Sinn des Lebens entdecken kann, mich nur noch schwermütig und wankelmütig fühle. Dann ist mir dieses sonnengleiche Sein abhanden gekommen. Er hilft wieder alles

im rechten Licht zu sehen. Goldtopas ist Lebens stärkend, unterstützt die Venenfunktion und hilft daher bei müden, schweren Beinen. Bei Spannungskopfschmerzen, die meist aus Stresssituationen entstehen und aus mangelndem Energiefluss, ist Goldtopas der ideale Helfer. Mich selbst wieder zu finden auf der positiven Seite des Lebens, ausgestattet mit der Kraft der Sonne, so könnte die Kurzbeschreibung lauten.

TIGERAUGE
Symbolik: Einheit
Sternzeichen: Zwilling
Sein Leuchten könnte wirklich aus den Augen einer Wildkatze stammen! Wie sich sein Glanz darbietet, hat schon etwas. Situationen, in denen ich Kraft brauche, mich aber nicht wohl fühle, da ich mich nur schwer in diese Situation einfügen kann, weil ich unter Umständen nicht einsehe, warum das gerade jetzt so sein muss und DAS andere, welches mir vielleicht besser gefallen würde, ich eben gerade nicht haben kann. Schwierig! Aber so ist es manchmal im Leben. Da erfahre ich erst hinterher, warum das in dem Moment für mich so am besten war, obwohl meine Vorstellungen anders ausgesehen hätten. „Der Mensch denkt und Gott lenkt" ist ein uraltes Sprichwort. So geht es hier auch. Ich muss mich manchmal einfügen, auch wenn es mir nicht gefällt! Und erfahre

irgendwann mal, warum es wichtig war, mich durch zu beißen. Tigerauge hilft mir also, mit Tatsachen zurecht zu kommen, die in der Gegenwart für mich unausweichlich scheinen. Außerdem ist er ein guter Konzentrationsstein, da er die nötige Kraft zum Denken schenkt, stärkt und kräftigt die Nierenfunktion und hilft bei asthmatischen Beschwerden.

OLIVIN
Symbolik: Frohsinn
Sternzeichen: Krebs, Löwe
Dieser wunderschöne, goldgrün leuchtende Stein stammt von den kanarischen Inseln und ist dort sehr leicht, zu wunderschönem Schmuck verarbeitet, zu erwerben. Er schenkt Kreativität für neue Aufgaben und stärkt durch sein goldenes Grün die Verbindung vom Solarplexus zur rechten Seite des Herzchacras. Hier könnte man das Sprichwort anführen „in der Ruhe liegt die Kraft". Er löst nervöse Stimmungen auf und lässt positive Lebenseinstellungen überwiegen, wirkt ausgleichend und beruhigend auf unser Kraftzentrum. Auf geistiger Ebene verhilft er zu neuen Ideen und positivem, kreativem Gedankengut. Vor allen Dingen vermittelt die leuchtende Farbe die Einsicht, das Leben nicht zu schwer, aber dafür mit mehr Leichtigkeit und Freude anzugehen, auch zu erkennen, dass Erfahrungen zu sammeln

auch auf einer Ebene geschehen kann, die mich beflügelt und kraftvoll meinen Weg gehen lässt!

Herzchacra

Das Herzchacra ist die große Ausnahme bei den Chacren. Es ist das Einzige, dem zwei Farben zugeordnet sind: Grün für die rechte Seite. Grün gilt als beruhigend für Herz und Augen und Harmonie fördernd für die Seele. Rosa für die linke Seite: Rosa gilt als aktivierend, stärkt die Herztätigkeit, schenkt das nötige Selbstwertgefühl und eine positive Lebenseinstellung. Hier liegt der Hase im Pfeffer, wie man so schön sagt: Wenn ich mich ständig kritisiere, mich nicht schön und attraktiv genug finde, dauernd nur an mir herumnörgle, dann ist eine massive Störung in diesem Bereich angezeigt. Daraus entsteht Unzufriedenheit, Lebensverdrossenheit und Depression. Es ist ganz wichtig zu verstehen, dass ich Gottes Kind bin, dass es Sinn macht, was mich als Mensch ausmacht, und dass mein Lebensweg nicht immer nur gerade und schön verläuft. Erst vor ein paar Tagen sagte eine sehr junge Klientin von mir, dass sie schon gemerkt habe, dass man manchmal ein tieferes Tal braucht, um die schönen Seiten des Lebens zusehen und genießen zu lernen, denn wenn man die andere Seite nicht kennt, kann man die angenehmen nicht würdigen. Hut ab! Dachte ich mir, in so jungen Jahren doch schon so Erfahrungsreich, und auch wirklich begriffen um was es geht! Mit dem nötigen Zutrauen zu mir selbst und dem Gottvertrauen, dass mir gegeben wird, wenn ich in Nöten bin, sind solide Grundmauern für ein gelingendes Leben! Für jede Tür die zugeht Macht der Herrgott zwei Fenster auf!

AVENTURIN
Symbolik: Ruhe und Geduld
Sternzeichen: Krebs und Waage
Dieser meist mattgrüne Stein schenkt die nötige Ruhe für einen ausgeglichenen Tagesablauf. Er senkt durch seine beruhigende Wirkung den Blutdruck, hält die Gefühlswelt im Gleichgewicht und hilft bei Hautproblemen. Selbst bei nervösen Nägelkauern habe ich damit schon positive Erfahrungen gemacht. Ebenso findet er Einsatz bei Haarwuchs Problemen. Seelisches Gleichgewicht und Geduld sind seine großen Stärken. In der Ruhe liegt die Kraft gilt als Leitspruch für diesen Stein! Gerade Menschen, die im Sternbild des Krebses geboren sind, brauchen viel Harmonie und Ausgeglichenheit, um sich wohl zu fühlen, genauso wie die Waage, die immer auf der Suche nach dem Ausgleich zwischen den Polen und bemüht um das Gleichgewicht ist.

CHRYSOPRAS
Symbolik: Klarheit
Sternzeichen: Krebs
Bei mir ist der Chrysopras der „Granny-Smith-Stein", da er durch seine Farbe stark an diesen Apfel erinnert. Er hilft bei Komplexen, wenn mir der nötige Durchblick für bestimmte Situationen fehlt, sowie der nötige Glaube zum eigenen Können. Auch bei nervösen Störungen wird der Chrysopras eingesetzt. Ebenso wie Achat, der die körperliche Aura stärkt, so stärkt Chrysopras die seelische Aura. Er hält alles fern, was meine Harmonie stört, mich irritiert oder kränkt. Man könnte sagen, er legt seine „Hände" schützend um meine Seele. Allerdings ist dieser Stein leider oft von geringer Lebensdauer. Er wird meist schnell bräunlich verfärbt und verliert dann seine Wirksamkeit. Sein Träger fühlt sich danach aber mit neuer Lebensenergie und Zuversicht gestärkt.

GRÜNER TURMALIN
Symbolik: Befreiung
Grüner Turmalin wird eingesetzt bei Herzblockaden, dem Gefühl des seelischen Gefangen seins und schenkt so die nötige Freiheit. Dies kann sich ausdrücken durch Engegefühle im Brustbereich. Oft sind die Beschwerden auch ausstrahlend in den Schulter- oder Armbereich. Besonders wenn schulmedizinisch abgeklärt wurde, dass keinerlei

organische Störungen nach zuweisen sind, kann mit diesem Stein viel erreicht werden. Beschwerden im psychosomatischen Bereich zeigen sich oftmals durch Beklemmungsgefühle im Herzbereich. Wenn ich nicht in der Lage bin, mich so ins Leben zu setzen, wie es für meine Seele gut und richtig wäre, geht die Harmonie und das Wohlbefinden verloren. Einsatz findet er darüber hinaus mit großem Erfolg bei allen Krebserkrankungen und ist ein guter Schutz vor negativen Energien. Außerdem wird ihm eine Blutdruck normalisierende Wirkung zugeschrieben, d.h. auch wenn der Blutdruck zu niedrig ist, wird er auf lebenswerte, normale Richtwerte angehoben.

ROSENQUARZ
Symbolik: Vertrauen
Sternzeichen: Stier
Wenn das Vertrauen ins Leben gestört ist, dann wird es Zeit für den Rosenquarz! Er hilft alles Aufgestaute im Bereich des Herzchacras los zu lassen und macht Platz für positive Gefühle und Eindrücke. Er gilt als ausgezeichneter Schutzstein und hüllt uns in seine Schwingungen ein. Da ich persönlich mit Rosenquarz meine Steinetherapie begonnen habe, kann ich das wirklich unterschreiben und zwar aus tiefster Überzeugung. Besonders bei Kleinkindern kann er eine große Hilfe sein, wenn er im Bett am Fußende seinen Platz

findet. Hier schirmt er alle negativen, von anderen ausgehenden Gefühle ab und die Kleinen finden gewöhnlich wieder zu ruhigem, tiefen Schlaf. Wenn Anzeichen bestehen, dass ein Kind keinen Schlaf findet, weil unter Umständen negative Energien im Spiel sind, ist diese Maßnahme angezeigt. Natürlich muss er jeden Tag gereinigt werden. Rosenquarz unterstützt die Herzfunktion, stärkt somit den Herzmuskel und sorgt so für einen regelmäßigen Herzrhythmus. Wenn tiefe Verletzungen geschehen sind, die das Vertrauen zum Umfeld stark gestört haben, hilft er wieder loszulassen und positive Einstellungen zu meinen Mitmenschen aufzubauen. Dabei können verstärkt Tränen fließen.

KUNZIT
Symbolik: Geradlinigkeit und Durchsetzungsvermögen
Wie alle rosafarbenen Steine stärkt er die Herzfunktion, im Besonderen hier die Herzkranzgefäße (koronar). Kunzit sorgt dafür, dass wir unsere Probleme möglichst direkt angehen und nicht darum herum, wie ich gerne zu meinen Klienten sage, „Slalom fahren", also ihnen ständig ausweichen. Zielgerichtetes Handeln durch eine ziel gerichtete Einstellung werden gefördert und unterstützt! Er verleiht dazu die nötige Ausdauer und hilft dabei, das Ziel nicht aus den Augen zu ver-

lieren, begonnene Aufgaben bis zum Ende auszuführen. Kunzit hilft bei Durchblutungsstörungen und aktiviert die Herzenergie. Das hierfür nötige Selbstwertgefühl und die unterstützende Eigenliebe werden von ihm gestärkt.

ROSA KORALLE
Symbolik: Freude
Die Koralle wächst in kleinen, stäbchenförmigen Kristallen, die meist nicht unbedingt gerade sind und sie wachsen zum Teil ganz ineinander. Deshalb steht die Koralle für das Zusammenleben unter schwierigsten Umständen. Das heißt, egal wie kompliziert die Umstände sind, wenn jeder auf den Anderen achtet und ihn akzeptiert, kann ein Zusammenleben in Harmonie gut gelingen.
Einzusetzen ist die Koralle besonders bei Elektrolyte-Problemen nach oder während Durchfallerkrankungen, sowie bei Keuchhusten.
Für die Seele ist er ganz wichtig, wenn ich mich ausgezehrt fühle und vor allen Dingen wenn ich mich selbst vergessen habe, auf alle und alles geachtet habe, nur nicht auf mich selbst. Dann wird es höchste Zeit, dass ich etwas für meine Seele tue, mich pflege und mir eine Freude mache.

RHODONIT
Symbolik: Selbstzufriedenheit
Dieser besondere Kristall hat zwei Farben: zum einen ein dunkleres Pink und Schwarz. Es ist sehr interessant, wie die beiden Farben zusammen wachsen. Rhodonit hat große Wirkung bei Erkrankungen der Lunge, besonders bei Lungenentzündungen. Da habe ich viele gute Erfahrungen gemacht, da Rückschläge so gut wie immer ausgeschlossen waren. Außerdem findet er Einsatz zur Beruhigung des Gemütes, wenn ich oft nervös und aufgeregt bin, verhilft er zu innerer Ruhe und stärkt das seelische Gleichgewicht. Besonders bei Zukunftsängsten kann er eine große Hilfe sein. Alles so zu nehmen, wie es kommt oder ist hat mit dem Herzzentrum zu tun und dazu gehört eben auch mich selbst anzunehmen wie ich nun mal bin und mit den Gegebenheiten zurecht zu kommen.

Halschacra
Das Halschacra dürfte das zweit schwierigste sein. Es steht dafür unsere Bedürfnisse frei zu äußern. Dies muss aber so geschehen, dass andere nicht verletzt werden, ich aber doch meinen Standpunkt klargemacht habe. In der Kinesiologie lernt man als erstes, dass es im kinesiologischen Sinn keine Wahrheit gibt, sondern immer nur dein und mein Empfinden. Man könnte auch sagen, jeder hat eben eine andere Einstellung, was einer für wichtig erachtet, ist für den anderen bestenfalls eine Nebensache. So ist es wichtig, auf die Wahl der Worte zu achten, die man verwendet und einsetzt. Andererseits ist es genauso wichtig, genau zuzuhören und das Gesagte auch richtig zu erfassen. Das ist die Voraussetzung für ein gut funktionierendes Halschacra. Störungen sind in dem Bereich vorhanden, sobald ich die Verantwortung für das übernehme, was mein Gegenüber wohl zu meinen Äußerungen sagen wird und ich deshalb, das was für mich richtig erscheint, nicht mehr ausspreche. Die Angst vor den Reaktionen meines angesprochenen Mitmenschen kann zur Folge haben, dass ich das, was ich sagen wollte nun hinunterschlucke und Worte, die für mich wichtig wären nun bei mir versickern. Ich darf also nie die Verantwortung für die Reaktionen meines Gegenübers übernehmen, denn so entsteht der berühmte Kloß in meinem Hals und der kann

sich soweit aufbauen, dass ich verbal ständig nur noch rückwärts gehe. Das ist nicht der Sinn des Halschacras und vor allen Dingen nicht der Sinn meines Daseins!

CHALCEDON
Symbolik: Gelassenheit
Sternzeichen: Schütze
Der hübsche hellblaue Stein mit meist weißen Strukturen gilt als gemütsberuhigender Stein. Gelassen mein Tagesgeschehen bewältigen. Er hilft die passenden Worte im richtigen Tonfall zu finden und wird gerne für mündliche Prüfungen eingesetzt. Auch bei Besprechungen und überall dort wo freies Reden gefragt ist, unterstützt dieser Stein unser Halschacra. Bei Behördengängen ist man darauf angewiesen sich klar darzustellen. Hier hilft der Chalcedon klare Formulierungen zu finden. Er gilt darüber hinaus aus milchbildender Kristall bei stillenden Müttern. Chalcedon zügelt das Temperament und schenkt ausgleichende Gelassenheit. Bei Halsschmerzen und Stimmbandproblemen ist der Einsatz dieses Edelsteines angezeigt.

TÜRKIS
Symbolik: Schönheit
Sternzeichen: Wassermann
Türkis ist ein relativ teurer Stein. Allerdings muss man hier aufpassen. Sehr gern wird ein Howlith oder Magnesit gefärbt und als Türkis angeboten. So ist es wichtig, einen guten, zuverlässigen Händler zu haben, dem man vertrauen kann. Besonders wenn er sehr preiswert angeboten wird sollte man vorsichtig sein. Meist verliert der Stein durch das vorschriftsmäßige waschen nach und nach seine Farbe. Möglich macht diese Täuschung die gleiche Struktur der Steine. Türkis findet Einsatz bei Herzproblemen die auf emotionaler Schiene beruhen. Ebenso hilft er bei Halsschmerzen und Erkältungskrankheiten. Besonders geschätzt wir der Türkis wegen seiner Fähigkeiten im Bereich negativer Energien. Er ist bekannt dafür, dass er sogar zerspringt, wenn die Anspannung zu heftig wird. Auch als Unterstützung bei Augenerkrankungen kann der Türkis eingesetzt werden. Dieser Stein stabilisiert seinen Träger in all diesen Bereichen!

PYRIT
Symbolik: Lösung
Im Volksmund ist der Pyrit als Katzengold bekannt. Seine würfelförmigen Formen haben Ähnlichkeit mit kleinen, unsymetrischen Goldbarren.

Er ist ein guter Schutzstein, besonders für den Halsbereich, da er bei allen Halserkrankungen eingesetzt werden kann. Auch bei Entzündungen der Schilddrüse ist dieser Stein hilfreich. Besonderen Einsatz findet er bei Problemlösungen, wenn wir nicht wissen, wie wir mit einer bestimmten Sache oder Situation umgehen sollen, zeigt uns Pyrit Handlungsmöglichkeiten auf. Dadurch werden auch Blockaden aufgelöst, die vielleicht schon länger bestanden haben und wir kommen wieder vorwärts.

OPAL
Symbolik: Wahrheit
Der weiße Milchopal ist ein wunderschöner Stein, der bei Lichteinfall in allen Regenbogenfarben leuchtet. Er belebt und vitalisiert, wodurch wir wieder fit werden und eine positive Entwicklung gefördert wird. Außerdem hält uns Opal sozusagen einen Spiegel vor, in dem wir erkennen sollen, was in unserem Leben der Änderung bedarf. Wenn wir uns darauf einlassen, können wir lernen was wir besser machen können und so unser Leben bereichern. Da er dem Halschacra zugeordnet ist, hat Opal direkten Einfluss auf unsere verbale Darstellung, die durch den leuchtenden Stein angeregt und positiv stimuliert wird.

Drittes Auge
Das schwierigste aller Energiezentren ist das dritte Auge! Man könnte sagen es ist das individuellste von allen! Dieses Chacra dient dazu mich darzustellen: die eine Hälfte ist dafür da mich zu präsentieren. Hier zeige ich was mich als Mensch ausmacht, was meine Fähigkeiten sind, meine Charakterschwerpunkte, meine Lebenseinstellung, kurz was ich verkörpere. Die andere Hälfte ich dafür da, um mich an meinen Mitmenschen zu orientieren, zu sehen was sie für Eigenschaften, Fähigkeiten, Talente haben, die mir vielleicht fehlen, und die durch Beobachtung für einen selber genutzt werden können, wenn man acht gibt und begreift, auf was es ankommt. Wenn ich so mein drittes Auge leben und umsetzen kann, dann ist alles in bester Ordnung. Eine Blockade ist hier vorhanden, wenn ein Ungleichgewicht vorherrscht. Lasse ich zu, dass mich eine Person, zu der ich vielleicht aufschaue, mich unterdrückt oder mich lenken will, womit ich aber nicht einverstanden bin. Allerdings bin ich hier nicht in der Lage mich gegen diesen Druck zu wehren. Somit wird meine Hälfte zurückgedrängt. Die andere Hälfte bekommt dann ein Übergewicht, obwohl ich nichts profitiere, eigentlich will ich mich nur „wehren", weiß aber nicht wie. Jetzt wird es wichtig, durch Stärkung des dritten Auges wieder ein Gleichgewicht zu schaffen. Ganz wichtig ist

hierbei die Erkenntnis, dass jeder Mensch vor Gott gleich ist. Diese Rangordnung mit der wir es hier zu tun bekommen, ist vom Mensch geschaffen worden und hat nichts mit göttlicher Ordnung zu tun! Ein weiterer Aspekt des Ungleichgewichtes ist dies, wenn ich wie ein vertrockneter Schwamm alles aufsaugen möchte, was ich bei meinen Mitmenschen entdecke und erstrebenswert finde. Dies kann deutlich übertrieben werden. Meist ist aber der Ausgangspunkt für solche Bedürfnisse ein starker Mangel an geistigem Selbstwertgefühl. Ich finde dann die anderen so toll, dass ich wahllos alles haben möchte was sie verkörpern, ohne darüber noch nachzudenken, ob diese Anlagen oder Fähigkeiten überhaupt zu mir passen, oder für mich wichtig oder erstrebenswert sind. Dann wird es ebenfalls höchste Zeit, hier wieder für einen Ausgleich zu sorgen, und alles wieder ins richtige Lot zu bringen.

SODALITH
Symbolik: Selbstwertgefühl
Gemeint ist hier das geistige Selbstwertgefühl. Meinen Gedanken vertrauen, dass ich schon weiß, was für mich gut ist, Treue und Standfestigkeit zu mir selbst. Ich bin selbst mein bester Freund! Es ist auch ganz wichtig für mich zu denken, denn das Contra kommt von außen meist zur Genüge. Wenn ich nicht selbst an mich glaube,

wer soll es denn dann tun? Die nötige Toleranz für andere ist hier selbstredend vorausgesetzt. Meine Einstellung, meine Werte zum Leben werden hier verkörpert. Ganz wichtig ist, keinen Ausverkauf meines geistigen Potenzials zu gestatten. Ich stelle dar, was ich für mich und meine geistige Einstellung vertreten kann und möchte.

ZIRKON
Symbolik: Heilung
Der Zirkon hat bei Hildegard von Bingen den Namen Hyazinth getragen. Dieser Stein schafft Bezug von meinem Denken zu meinem Seelenleben. Er findet vor allen Dingen Einsatz bei Allergien, bei denen die Bronchien betroffen sind. Dazu gehören z. B. die Pollenallergie, die bei vielen Menschen bis zur Atemnot geht. Dieser Stein schenkt inneren Frieden und Harmonie für die Seele und fördert so die Heilung des Körpers. Denken und Fühlen im Einklang ist für viele Menschen heutzutage bereits ein Fremdwort. Besonders durch unsere heutigen Berufe wird der geistige Bereich viel stärker beansprucht, als der seelische Teil. Durch ständiges Denken müssen am Computer oder wo auch immer, wird das Zusammenspiel immer weniger praktiziert. Dadurch geht das Gefühl für wesentliche Wertigkeiten leider zu oft verloren.

AZURIT
Symbolik: Erkenntnis
Dieser blaue, meist kugelförmige Stein, ist hilfreich bei Angstzuständen, die durch unsere Denkweisen verursacht werden. „Wenn ich nur daran denke, wird mir schon ganz anders", diesen Ausspruch kennen wir alle. Azurit hilft bei Denkblockaden die auf geistigen Einstellungen beruhen. Er schenkt uns ein tieferes Lebensverständnis und wir erkennen unsere Aufgaben im Leben. Am Anfang, wenn wir mit diesem Stein arbeiten, kann das erst einmal unangenehme Gefühle erzeugen, da sich die alten Einstellungen und Verhaltensmuster auflösen müssen. Dies kann mit unangenehmen Empfindungen im Bereich des 3. Auge für die ersten Tage verbunden sein. Die Weiterentwicklung, die wir dadurch erfahren ist weit wirkungsvoller als die vielleicht etwas „stressigen" Stunden! Körperlich wirkt der Azurit positiv auf die Milz ein, die unser größtes Blutbildenes Organ ist.

SAPHIR
Symbolik: Glaube
Sternzeichen: Stier
Saphir ist als Heilstein von relativ mattem Blau mit meist zartem Glanz. Er findet Einsatz bei Schlaflosigkeit, wenn ich mir zu viele Gedanken mache und das Vertrauen in das Göttliche abhan-

den gekommen ist. Die Akzeptanz, dass wie das Sprichwort sagt „Der Mensch denkt und Gott lenkt", fehlt hier fast gänzlich. Unser Schöpfer weis, was wir möchten und anstreben, aber er gibt das Tempo vor und sucht den für uns besten Zeitpunkt dafür aus. Meist fehlt uns da die Geduld und wir möchten schneller sein, als es uns gut tun würde. Dann gebietet Gott uns Einhalt und sorgt für die Einstellung: alles wird gut zu seiner Zeit und die Nervosität beruhigt sich. Jähzornigen Menschen hilft er runter zu fahren und sie lernen „geschehen" zu lassen!

SCHEITELCHACRA (auch Kronenchacra genannt)

Ein gut funktionierendes Scheitelchacra lässt uns die Energien aus dem Universum in vollem Umfang aufnehmen. Die Farben violett, weiß und gold sind hier zugeordnet. Der Bezug zur Göttlichkeit und das Vertrauen mit allem was wir brauchen versorgt zu werden sind hier zuhause. Die Zirbeldrüse (Hirnanhangsdrüse) die alle Körpervorgänge steuert ist hier ansässig. Störungen in diesem Chacra resultieren oft aus Unstimmigkeiten mit dem Umfeld. Besonders wenn Menschen, die mir nahe stehen, Entscheidungen treffen, die ich nicht nachvollziehen kann oder auch für mein Empfinden nicht stimmig sind. Im Prinzip geht mich das gar nichts an. Ich ziehe mir dann sozusagen einen Schuh an, der gar nicht meiner ist. Somit ist es an mir mehr Akzeptanz zu lernen und die anderen gewähren zu lassen. Denn es ist schließlich deren Seele, die diese Erfahrungen machen muss und nicht meine. Meine Belange sind das wichtigste in meinem Leben und mich um diese zu kümmern, das ist die Aufgabe, die ich habe. Andere zu begleiten ist eine gute Sache, aber es muss beim Begleiten bleiben. Hilfe anbieten ist das eine, das Annehmen ist die Entscheidung des Anderen!

BERGKRISTALL

Symbolik: Reinheit
Sternzeichen: Steinbock, Zwillinge, Löwe
Der Bergkristall gilt als massiver Schutzstein und schafft vom Scheitel Bezug zum Handchacra. Mein Denken und mein Handeln sollen einen Fluss darstellen. Mein Bezug zum Universum soll sich auch mit meinen Handlungen verbinden. Hier heißt es dann meine Einstellung auch in meinen Handlungen selbstverständlich zu vertreten und nicht zu viel zu hinterfragen. Dazu fällt mir das alte Sprichwort ein „Wer lang fragt, geht lang irr". Das heißt natürlich nicht, dass das ein Freibrief für alles ist. Doch wenn ich mich für etwas entschlossen habe, darf ich dabei bleiben, wenn ich es für gut befunden habe, und die Meinungen meiner Umwelt sollten mich nicht stören. Blockaden entstehen gern genau aus diesem Grund in diesem Bereich! Bergkristall wirkt außerdem auf allen Ebenen des Seins mit. Hildegard von Bingen hat ihn besonders für die Augen empfohlen, bei Schlafstörungen, wenn der Geist nicht zur Ruhe kommt, sowie bei Reisekrankheit. Kindern kann man einen kleinen Trommelstein ins Kopfkissen stecken, wenn sie dazu neigen stark zu träumen. Dies kommt gern bei Kindern mit mehreren älteren Geschwistern vor. Da ist der Tag oft für das kleine „Etwas" so ausgefüllt, und in der Nacht wird dann intensiv verarbeitet. Diese Unru-

he beseitigt dann der Bergkristall und entspannter Schlaf kann stattfinden. Dann aber nicht vergessen, auch diesen Stein ca. zwei- bis dreimal pro Woche reinigen, damit er wieder voll arbeiten kann!

AMETHYST

Symbolik: Umwandlung
Sternzeichen: Fische
Dieser Stein findet besonders Einsatz bei sehr sensiblen Menschen, die sich leicht angegriffen fühlen. Sie sind sehr empfänglich für Energien, die stark emotional geprägt sind, aber nicht den sacralen Bereich berühren, sondern mein geistiges Empfinden fühlt sich in Frage gestellt und unterlaufen. So entsteht mit dem Amethyst ein gewisser Schutz, der hilft, diese Energien wieder ins rechte Licht zu rücken und neutral zu betrachten. Hildegard von Bingen hat ihn besonders zur Blutreinigung empfohlen. Sie sagt: Wenn unser Blut mit Energien angereichert ist, die uns schaden, dann macht das die Organe krank. Somit hilft Amethyst zweifach: zum einen die negativen Energien auflösen und unser Blut zu reinigen. Ich erlange dadurch wieder eine gewisse Stabilität und kann im Alltag besser bestehen. Genauso wie Bergkristall hilft er beim Schlafen, Träume besser verarbeiten. Bei Migräne und Angstzuständen findet er Einsatz. Ebenso bei Trunksucht und zur

Stärkung der Bauchspeicheldrüse wird er verwendet. Durch die Harmonie, die er schenkt, klären sich Probleme im geistig-spirituellen Bereich.

LAPISLAZULI
Symbolik: Inspiration und Weisheit
Sternzeichen: Stier
Dieser wunderschöne blau-silbrige Kristall findet Einsatz bei Kopfschmerzen und allen Arten von Nervenschmerzen. Wenn ich zu stur bin, nur focusiert denken kann, einen Tunnelblick habe, oder Scheuklappen angelegt habe und nur sehe was ich sehen will, anstatt zu erkennen wie viele Möglichkeiten mir zur Verfügung stehen, ist der Lapislazuli ein guter Begleiter! Damit beschneide ich mich in meiner freien Wahl. Um frei zu wählen muss ich alles erkennen können, wahrnehmen welche Vielfalt in meinem Leben vorhanden ist. Bei Bluthochdruck und bei Depressionen wird Lapislazuli verwendet. Er lehrt uns den Bezug zur Göttlichkeit und öffnet uns für die Wege in unserem Leben. Besonders wenn ich mich verrannt habe, hilft er zurück auf meinen Pfad zu finden. Gott hat uns den freien Willen gegeben. Deshalb ist es wichtig, die für mich richtigen Entscheidungen zu treffen. Bei Schwellungen, wie z.B. nach Insektenstichen hilft er beim Abschwellen, ebenso wird er eingesetzt bei Menstruationsbeschwerden.

FLUORIT

Symbolik: Verantwortung

Ein wunderschöner, klarer Kristall, der in den Farben Flaschengrün, Violett bis tiefem Lila und Weiß vorkommt. Ebenso können alle Farben gemischt sein, wie es bei besonders schönen Stücken vorkommt. Er hilft mir alte Denkmuster loszulassen. Alles was ich in meinem Kopf festhalte und nicht gehen lassen möchte, löst er auf. Man muss sich das so vorstellen: In meinem Kopf befindet sich ein großer Müllhaufen unter den sich auch wichtige und wertvolle Anteile gemischt haben. Dadurch ist mein Denken nicht mehr in der Lage die Teile, die ich noch brauche heraus zu filtern. Mit Fluorit kommt ein großes Küchenbuffet mit vielen kleinen Türen und Schubladen. Dann wird der Haufen durchforstet: Alles Wichtige wird sorgsam im Schrank ordentlich sortiert abgelegt, Besen und Schaufel erledigen den Rest: zusammen kehren und ab in die „Aschentonne". Somit bekommt mein Kopf wieder Platz und die nötige Ruhe für die Anteile die in meinem Leben eine Rolle spielen und mein Denken wird wieder fündig! Fluorit wird außerdem eingesetzt bei der Parkinson`schen Erkrankung, da er sehr nervenberuhigende Wirkung hat, auch bei allen Krankheiten, die mit dem Nervenkostüm zu tun haben. Da er darüber hinaus sehr Konzentrationsfördernd wirkt, ist er ein guter Begleiter für Kinder, die in der Schule schlecht bei der Sache bleiben können. Auch für Erwachsene, die sehr auf geistiger Ebene arbeiten, unterstützt er bei den Anforderungen und schenkt die nötige Ausdauer.

SELENIT
Symbolik: Licht
Selenit ist ein sehr weicher Stein. Er entspricht vom Härtegrad her dem Gips. Daher werden gerne Sandrosen, die die gleiche Beschaffenheit aufweisen wie Selenit, verwendet. Er findet Einsatz, wenn ich das Licht in meinem Kopf ausgeschaltet habe. Die Dinge, die sich in meinem Kopf abspielen möchte ich nicht sehen. Ich bin dann der Meinung, wenn ich das Licht ausknipse, ist alles nicht gegenwärtig. Dass ist natürlich eine absurde Einstellung, mit der ich mich selbst schwäche und zudem den Bezug zur Göttlichkeit „abschneide". Alles nicht mehr anschauen zu müssen ist selbstverständlich keine Lösung! Vorwärts komme ich nur, wenn ich mich allem stelle und meine Handlungsfähigkeit wieder herstelle. Also muss ich dafür sorgen, dass das Licht wieder angeschaltet wird und klar erkennen kann, was dort bearbeitet werden muss und das Dunkel kann verschwinden. Selenit verstärkt das andere Mineral das mit ihm kombiniert wird. Dessen Eigenschaften können dann verstärkt integriert werden. Die

Wirkung des Selenit bezieht sich gänzlich auf die geistig-seelische Ebene, wobei die körperliche Ebene des anderen Steins deutlich zum Tragen kommt.

NEBENCHACREN

FUSSCHACRA
Ähnlich dem Wurzelchacra arbeitet das Fusschacra. Allerdings geht es in noch stärkerem Maße um das Geerdet sein, noch tieferes Vertrauen ins Leben, ganz fest auf meinen Füßen stehen, die Verantwortung für mich selbst.

ONYX
Symbolik: Kraft und Stärke
Sternzeichen: Steinbock
Dieser schwarze Kristall hilft besonders bei Ohrenschmerzen und –entzündungen. In die Ohrmuschel einen Onyx geben, natürlich nicht so klein, dass er zu weit hineinrutscht. Alle 10 Minuten sollte er heraus genommen werden, waschen und dann wieder einsetzen. Das Wasser entfernt alles belastende, dass der Stein aufgenommen hat und durch das Waschen wird er wieder gereinigt und von neuem aufnahmefähig. Auf seelischer Ebene hilft er meine eigenen Schwachstellen zu überwinden, d. h. er schenkt mir das nötige Zutrauen, mich an Situationen heranzutrauen, die ich mir bisher nicht zugetraut habe. Körperlich stärkt er Herz und Augen, sowie die Bauchspeicheldrüse. Besonders bei Osteoporose ist der Einsatz von Onyx angezeigt. Das Skelett ist Elemente mäßig der Erdung zugeordnet, so soll die Kraft der Erde

das Knochengewebe mit positiver Energie versorgen.

SCHWARZER TURMALIN
Symbolik: Versöhnung
Mit der Versöhnung ist in diesem Fall die Versöhnung zwischen Geist und Körper gemeint. Wenn sich der Geist vom Körper zu weit entfernt hat, kann keine harmonische Zusammenarbeit mehr stattfinden. Das Typische des schwarzen Turmalin ist seine eher grobe Struktur. So kann man ihn gut vom Onyx unterscheiden. Onyx ist glatt strukturiert als Trommelstein, der Turmalin dagegen hat eine eher etwas unebene Oberfläche. Er sorgt dafür, dass Geist und Körper in guter Verbindung stehen. Besonders bei negativen Energien, z. B. Ärger am Arbeitsplatz oder Differenzen im Freundeskreis, hat er eine einhüllende, beschützende Wirkung. Durch seine erdende Energie hilft er auf dem Teppich zubleiben. Er schenkt Selbstvertrauen, Durchhaltevermögen und Lebensfreude. So versöhnt er uns durch seine spirituelle Energie mit unserem Umfeld. Durch das Tragen eines schwarzen Turmalins können die negativen Energien nicht mehr an seinen Träger heran kommen, die von seinem Umfeld „gesendet" werden. So kann sich der Träger erholen und durch die wieder gefundene Spiritualität lösen sich die unerwünschten Energien auf.

SCHNEEFLOCKENOBSIDIAN
Symbolik: Standfestigkeit
Dieser Stein wird sehr gerne wegen seiner hübschen Musterung gewählt. Meist aus Unwissenheit, denn dieser Stein sollte nur kurzzeitig am Körper getragen werden. Schneeflockenobsidian ist ein Lavagestein und sehr kraftvoll und überaus erdverbunden. So kann es sein, dass wir schwermütig werden, weil er uns zu sehr erdet und damit unsere spirituelle Verbundenheit zu kurz kommt. Er ist angezeigt, wenn man vollkommen den Boden unter den Füßen verloren hat. Man könnte es auch als Fluchtreaktion sehen: mir gefällt so wenig in meinem Leben, dass ich vermeintlich die Flucht ins Spirituelle antreten muss. Allerdings wundere ich mich dann warum vor meinen Füßen ein immer größer werdender „Misthaufen" entsteht. Nachdem ich nicht geerdet bin und demzufolge auch nicht „da" bin, ist auch niemand vorhanden, der diesen „Haufen" beseitigen kann. Darum ist es wichtig mit beiden Beinen auf dem Boden zu stehen! Nur dann kann ich mit dem Leben fließen, d. h. mein erdhafter u n d mein spirituellen Anschluss ist gegeben und die Energien des Universums und der Erde können durch mich hindurch fließen. So ist der Ausgleich für meine „Existenz" gegeben. Meist ist er nur einige Tage von Nöten, da er sehr schnell Abhilfe leistet. Manchen Menschen können seine Gegenwart im

Raum nur schwer ertragen, da er massiv erdende Energien birgt. Deshalb sind größere Steine besser im Garten platziert. Durch seine hübsche Farbgestaltung sieht er aus, wie wenn es frisch geschneit hätte auf dunklen Untergrund.

HANDCHACRA

Das Handchacra steht für all meine Handlungen und Entscheidungen. Wenn dieses Energiezentrum in Ordnung ist, dann sind meine Handlungen für mich selbstverständlich und werden nicht von mir hinterfragt oder angezweifelt. Interessanter Weise wechselt dieses Energiezentrum dann massivst seine Wichtigkeit. Normalerweise ist es ein kleines Nebenchacra. Sobald eine Blockade entsteht dreht sich dieses Element um 180 Grad und wird zum wichtigsten Punkt in unserer Existenz. Hier gilt es dann natürlich, so schnell wie möglich alles wieder in Ordnung zu bringen. Zweifel entstehen erst, wenn immer wieder von meiner Umwelt, oft sind das meist die selben Personen, in Frage gestellt wird für was ich mich entscheide. Dann habe ich aber zugelassen, dass sich jemand zu sehr in mein Leben drängt und mich evtl. sogar manipulieren will. Womöglich möchte er meine Handlungen und Entscheidungen in seine für sich geltende Richtung drängen. Da ICH aber für meine „Taten" verantwortlich bin, soll auch nur ICH entscheiden, was ICH für richtig und gut empfinde! Ich erkläre es meinen Klienten auch gerne noch so: Jemand hat dir einen Köder hingelegt und du hast nicht genau „geschnuppert" und hast in gefressen. Jetzt hast du damit Probleme. Hättest du etwas genauer und aufmerksamer hingesehen, hättest du gesagt:

„Friss ihn selber". Aber auch dies will gelernt sein!

BERGKRISTALL
Symbolik: Reinheit
Der Bergkristall ist der „Allrounder" unter den Edelsteinen. Er ist der Einzige der für alle Energiezentren einsetzbar ist, auch schon bei Babys im Bett, wenn sie schlecht schlafen oder nicht zur Ruhe kommen können. Bergkristall stellt Bezug her, wenn eine Blockade im Handchacra vorhanden ist, die mit meiner geistigen Einstellung zu tun. Dann ist die Schiene Handlung zum Denken blockiert. Diese wird dann aufgelöst und meine Handlungssicherheit kehrt langsam zurück. (siehe auch Scheitelchacra

MOOSACHAT
Symbolik: Naturliebe
Der Moosachat ist angezeigt, wenn mich meine Handlungsunsicherheit nervös macht. Denn durch seine grüne Farbe schafft dieser Stein einen Bezug von den Händen zur rechten Seite des Herzens. Das ständige Hinterfragen meiner Handlung oder Handlungsverweigerung macht nervös, so dass ich mich gänzlich irritiert fühle, besonders in meinem Gefühlsleben. So muss das Zutrauen in das Gefühl für meine Handlungen wieder stabilisiert werden, damit beides wieder selbstverständ-

lich wird. Erst wenn meine Entscheidungen und Einstellung synchron laufen mit meinen Empfindungen, dann ist das Gleichgewicht wieder hergestellt. Dann vertraue ich ganz selbstverständlich wieder mir selbst und brauche daher auch nicht mehr nervös und unsicher zu sein. Besonders bei Prüfung hilft der Moosachat ruhig zu bleiben und den eigenen Leistungen zu vertrauen.

RAUCHQUARZ
Symbolik: Herausforderung
Sternzeichen: Steinbock und Waage
Rauchquarz ist dem Handchacra zu geordnet, aber durch seine dunkle Farbe gehört er ebenso zum Fußchacra. Somit schafft er Bezug vom Handeln zur Erdung. Er ist angezeigt, wenn mein Handeln zur Erdung gestört ist. Hier ist eine Art von Flucht im Hintergrund. Mir gefallen meine Umstände und Aufgaben nicht und laufe leider davor davon, statt mich dem zu stellen. Meine Verantwortung kann ich nur praktizieren, wenn ich mit beiden Beinen auf dem Boden stehe. Bin ich so geerdet, wie es für mein Leben notwendig ist, brauche ich meine Handlungsweise nicht in Frage stellen. Denn dann bin ich im Fluss des Lebens und alles hat seine Richtigkeit. Sitze ich aber auf „Wolke 7" weil ich mich z. B. vor einer Entscheidung drücken will, oder für etwas die Verantwortung nicht übernehmen will, dann gibt's

Probleme. Was wir dabei vergessen: Jede Entscheidung und Nichtentscheidung hat ihre Folgen. Fehler kann ich eben so oder so machen. Aber ich bin immer in der Pflicht mein bestes zu geben. Daraus kann aber auch folgen, dass ich aus gemachten Fehlern lernen darf. Wenn ich in die Verweigerung gehe blockiert mein Energiefluss ganz automatisch. Rauchquarz hilft mein Leben in die Hand zu nehmen und das daraus resultierende anzunehmen. Wenn ich damit umgehen kann habe ich mit meiner Erdung keine Probleme. Und letztlich gilt hier: aus Fehlern lernt man!

DIAMANT
Symbolik: Erleuchtung
Ich versteht die Welt nicht mehr! Ist denn jetzt alles nur noch falsch und verkehrt was mir immer wichtig war und mir als richtig erschienen ist? Alles ist in Schieflage geraten. Wenn ich so empfinde, dann ist der Diamant der richtige Stein für mich. Ich fühle mich von allem und jedem angegriffen. Allerdings lasse ich das auch selber zu, dass die anderen so mit mir umgehen können. Mir fehlt das nötige Zutrauen zu mir selbst! Wenn ich mit mir im Einklang bin, kann von außen niemand manipulieren und mich von meinem Weg abbringen. Der Diamant ist besonders bei Nierenproblemen angezeigt. Die Niere ist das Partnerschaftsorgan im weitesten Sinne. Es gehören

nicht nur meine nächsten Angehörigen zu diesem Kreis, sondern auch Arbeitskollegen, Freunde, Bekannte und Nachbarn. Es gibt auch diese alten Sprichwörter wie „das ist mir an die Nieren gegangen". Das sind dann Ereignisse, die mich aus meinem Konzept gebracht haben und ich nicht mehr verstehe, was sich denn jetzt abspielt. Der Diamant stärkt die Energien auf allen Ebenen des ganzen Seins. Er ist ein starker Beschützer und gibt mir meine „Selbstverständlichkeit" wieder zurück. So lerne ich wieder mir selbst zu vertrauen, denn ich selbst weis am besten was für mich richtig ist!

LYMPHCHACRA

Das Lymphchacra sitzt ca. zwei Fingerbreit unterhalb des Halschacras. Es steht für die lymphatischen und Drüsen aktiven Funktionen und ist dem Sacralchacra untergeordnet. Dazu gehört auch die Gallenfunktion, genauso wie die Schilddrüse. Es ist genau genommen unser Entgiftungszentrum. Wenn dieses Element nicht funktioniert, entstehen Stauungen in verschiedenen Bereichen des Körpers. Besonders bei akuten Erkrankungen ist es wichtig, diesen Punkt zu stärken.

RUTILQUARZ

Symbolik: Harmonie
Sternzeichen: Löwe
Dieser schöne meist klare Kristall mit seinen goldenen Rutilnadeln ist für diesen Lymphfluss zuständig und hilft ihn wieder in Gang zu bringen. Er findet Einsatz bei negativen Energien, die sich als drückende, aggressive Empfindungen darstellen. Er fördert die Harmonie meines Gemüts. Einsatz findet er besonders bei allen Erkältungskrankheiten, ebenso wie bei Schlafstörungen, die insbesondere durch disharmonische Vorkommnisse ausgelöst werden. Er verhilft wieder zu tiefem, erholsamen Schlaf. Er schenkt beruhigende Ausgeglichenheit und öffnet uns für alles schöne in unserem Leben.

SUGILIT

Symbolik: Selbstkontrolle

Dieser dunkelviolette opake Stein, der relativ neuzeitlich ist, wird eingesetzt für übersensible Menschen. Wenn ich das Gefühl habe, aus dem Lot zu sein, eher neben meinen Schuhen zu stehen, dann ist Sugilit angezeigt. Es ist ein sehr kraftvoller, starker Stein, der uns wieder aus der Polarisierung holt, womit die Zentrierung, die unser Mittelpunkt ist, wieder im Gleichgewicht ist. Manche sind der Meinung, dass dieser sehr kraftvolle Stein für jüngere Menschen ungeeignet ist. Ich habe die Erfahrung gemacht, dass er von allen Generationen gut vertragen wird. Ganz wichtig ist eben wieder mit sich selbst ins Lot zu kommen. Das Gefühl, dass rundum alles passt sollte sich beim Tragen des Sugilit einstellen. Er ist wichtig für alle lymphatischen Vorgänge im Körper. Emotionen, die sich aufgestaut haben, lösen sich wieder auf. Man stelle sich die Welt als einen Fußball vor, auf dem jeder Mensch eine Stecknadel ist, die unser Herrgott aus einem bestimmt Grund genau an diese Stelle gesteckt. Jetzt ist aber in meinem Leben etwas passiert, das mir gar nicht gefällt und ich fange an zu hadern und möchte lieber an einer anderen Stelle auf diesem „Ball" sein. Dann müssen wir lernen unsere Aufgabe aber trotzdem zu erfüllen, die wir bekommen haben. Sugilit ist dabei ein wertvoller Helfer!

PERLE
Symbolik: Ehrlichkeit
Für Heilzwecke kann man nur eine echte Meeresperle verwenden, die sogenannten Zuchtperlen, die doch wohl eher künstlich sind, helfen da nicht. Die Perle unterstützt sehr gut den Lymphfluss und es sind sehr schöne Stücke, die oft eine äußerst interessante Form haben.
Außerdem zeigt mir die Perle meinen sozusagen eigenen Aktionsradius. Dies hat auch mit meiner Energie und meiner Kraft zu tun. Sie hilft mir zu lernen einen persönlichen Rahmen zu stecken, in wie weit ich mir was zutraue und was mich überfordert. Zugleich ist das auch die Grenze für die Anderen, dass sie mir nicht zu nahe kommen, mit dem, was sie von mir wollen, bzw. was mich zu sehr belasten würde. Ganz klare Linie für mich und mein Umfeld. Man könnte das durchaus als Selbstschutz sehen. Ich stecke die Grenze für mich und die von den Anderen zu mir. Ich muss mir nur ganz klar sein was ich will, wie viel ich aushalte und was ich bereit bin mitzutragen.

SCHULTERGÜRTEL

Der Schultergürtel steht in erster Linie für Belastungen. Man kann dies vergleichen z. B. mit Herkules, der mit seiner Kraft alles bewältigt, nur leider sind wir nicht Herkules und müssen uns sehr gut überlegen, was wir uns alles zumuten. Ganz wichtig ist hier uns nicht von unseren Mitmenschen belasten zu lassen. Mitfühlen ist eine Sache, Mitleiden dient niemandem, da wir uns nur selbst schwächen und somit unsere Kräfte beschneiden. Auch „Nein sagen" gehört zum Schultergürtel. Wenn ich vielleicht aus Verlustangst Dinge tue, die ich im Normalfall nicht tun würde, nur weil ich Angst habe den Anderen zu verlieren, erzeugt dies für mich ein belastendes Gefühl. Es ist also ratsam, mich nur für Belange, die sich mit meinem Gewissen vereinbaren lassen und die ich wirklich gerne tue einzubringen. Die Bereiche, wie weit der so genannte Gefallen für einen anderen geht, steckt jeder persönlich. Natürlich fallen die kleinen Gefälligkeiten, die ich gerne für jemanden mache, nicht zur Last. Abwägen und dann entscheiden ist also hier angesagt!

CHRYSOKOLL
Symbolik: Ausgleich

Der blaugrüne Chrysokoll ist ein starker Helfer, wenn es sich um nicht gelebte Emotionen handelt. Habe ich das Gefühl ständiger Belastungen und weis nicht, wie ich mich davon befreien soll, schlucke ich alles hinunter, weil ich dazu noch Angst habe mich verbal darzustellen, oder niemanden verletzen möchte. Dann stauen sich meine Gefühle auf und schaukeln sich hoch. Durch Chrysokoll kann es zu einer explosionsartigen Entladung kommen. Aber da die Steine auf einer sanften Ebene arbeiten, ist das eher selten der Fall und die Stauungen lösen sich nach und nach auf. Meist lernt man durch ihn auch sich besser mitzuteilen. Besonderen Einsatz findet der Chrysokoll in der Arbeit mit sog. Hyperaktiven Kindern. Durch seine grüne Farbe schafft er Bezug vom Schultergürtel zur rechten Seite des Herzchacras, der beruhigenden Seite, und bringt dadurch den Ausgleich.

SMARAGD
Symbolik: Hoffnung

Dieser zartgrüne, meist transparente Kristall gilt als sehr guter Heilstein. Smaragd ist besonders angezeigt bei Diabetes mellitus, Blutdruckproblemen und nervösen Störungen. Auch schafft er Bezug vom Schultergürtel zur rechten Seite des Herzens und wirkt daher beruhigend und ausgleichend. Da er Durchblutungsfördernde Eigenschaften besitzt, die oft auch mit Herzerkrankungen oder Diabetes einhergehen, ist er in diesem Bereich ein richtiger Allrounder. Gerade bei diesen Erkrankungen ist es wichtig, sich nicht noch zusätzliche belasten zu lassen. Besondere Dienste leistet der Smaragd bei Menschen, die leicht zu Kopfschmerzen neigen. Die Sensibilität, die hier zu Grunde liegt, wirkt auch positiv den Kopfbereich. Es liegt wohl daran, dass sich durch die eingedämmte bzw. ausgeschaltete Belastung sich der rege Gedankengang und der Geist beruhigen und die Kopfschmerzen verschwinden. Für die Wirbelsäule ist der Smaragd außerdem wichtig. Die Belastungen können sich wohl nicht nur auf den Kopf auswirken, sondern auch massiv die Wirbelsäule belasten, die, wie wir von Hildegard von Bingen wissen, ein großes Ventil unserer Seele ist.

ZITRIN
Symbolik:Zärtlichkeit
Sternzeichen: Zwilling, Waage, Jungfrau

Der Naturzitrin ist von zartem gelb. Zitrin schafft Bezug vom Schultergürtel zum Solarplexus. Das was mich hier belastet geht zu Kosten meiner eigenen Lebensenergie, die ich brauche, um mein Tagesgeschehen zu bewältigen. Also ist es notwendig, die Belastungen in den Griff zu bekommen. Dazu gehört auch das „Nein-Sagen" lernen. Ich fühle mich müde, schlapp und abgespannt. Zitrin gilt außerdem als typischer Schulstein. Die Angstgefühle vor Prüfungen und vor der Schule als solches kann man damit gut in den Griff bekommen. Angst blockiert alles. Kann ich diese Angst abschalten, kann ich freier denken und das Erlernte tritt wieder in den Vordergrund. Dadurch, dass ich ruhiger werde, kann ich mich wieder besser auf das Wesentliche konzentrieren. Zitrin ist zudem ein guter Helfer bei Diabetes mellitus und bei Nierenproblemen. Die beiden Erkrankungen gehen oft einher. Die Zuckerkrankheit, wie sie im Volksmund genannt wird, belastet die Nierenfunktion und schädigt die Niere auf lange Sicht.

HÄMATIT
Symbolik: Mut
Sternzeichen: Widder, Skorpion

Dieser wunderschöne silbrig-schwarzer Stein, im Volksmund Blutstein genannt (Häm= das Blut), schafft Bezug von der Schulter zur Erdung. Obwohl blutrotes Wasser entsteht, wenn Hämatit geschliffen wird, zählt er zu den schwarzen Steinen. Bei Blutarmut findet er Einsatz, außerdem verleiht den Mut zum nächsten Schritt und mich in mein Leben einzubringen. Angefangene Dinge werden durchgehalten und zu Ende gebracht. Vielleicht kann sich mancher von Ihnen noch an die Zigarettenwerbung von HB erinnern. Das war das Männchen, dass zornig wurde, wenn nicht alles wunschgemäß klappte und ging dann in die Luft. Genauso fühlt man sich, wenn der Einsatz des Hämatit angezeigt ist. Wenn mich Umstände belasten und ich nicht weis, wie ich damit zurecht kommen soll oder keine Lösung in Sicht ist. Dann bevorzuge ich die Flucht in höhere Ebenen anzutreten, womit ich zugleich meine Erdung aufgebe. Entscheidung treffen und mich gut darstellen kann ich aber nur, wenn ich mit beiden Beinen auf dem Boden der Tatsachen stehe. Darum ist es ganz wichtig, wieder sanft geerdet zu werden, klare Sicht auf die Dinge zu bekommen und den nötigen Mut diese auch mit aller Kraft anzugehen. Dieser Stein hilft auch zur Rekonvaleszens nach Krankheiten, stärkt die Lunge und hilft wieder tief durch zu atmen.

STIRNBEINHÖCKER

Diese Punkte befinden sich rechts und links vom 3. Auge. Wenn dieses Energiezentrum betroffen ist, denke ich zu viel und mache mir das Leben unnötig schwer. Durch zu viel denken wird der Fluss des Lebens blockiert und normale Abläufe werden erschwert. Hier passt sehr gut das Sprichwort „Der Mensch denkt, Gott lenkt". Sicher soll ich nicht unbedacht handeln, doch wenn hier Blockaden sind, dann grüble ich zu viel und studiere unaufhörlich.

JADE
Symbolik: Erneuerung
Sternzeichen: Waage

Dieser dunkelgrüne Stein hilft sehr gut bei Blasenentzündungen, rheumatischen Beschwerden und Nervosität. Durch seine grüne Farbe schafft er Bezug von den Stirnbeinhöckern zur rechten Seite des Herzchacras. Jade findet Einsatz, wenn ich recht aufgeregt bin und nicht mehr von alleine auf das normale Soll herunter fahren kann. Das ist vermutlich auch die Ursache bei Migräne Erkrankungen. Bei diesen Beschwerden bin ich deutlich überdreht und verschleudere sozusagen meine Energie, anstatt sie sinnvoller einzusetzen. Sie fehlt mir dann bei meinen Tagesfortgang, und das

Gefühl überfordert zu sein gewinnt die Oberhand. Im Rahmen der Energiearbeit scheint es, als ob Migräne mit zu viel Energie auf Vorschuss verbraucht zu tun hat. Dieses Überdreht sein schaukelt sich hoch und mein Kopf bekommt dadurch einen massiven Energiestau. Es ist ratsam auf einen ausgeglichenen Energietransfer Kopf – Herz zu achten, damit ein gleichmäßiger Energiefluss gegeben ist.

MALACHIT
Symbolik: Verständnis
Sternzeichen: Wassermann

Dieser grüne, meist Ton in Ton gezeichnete Stein schafft wie auch die Jade Bezug vom Denken zum Herzen und beruhigt und harmonisiert die rechte Seite des Herzchacras. Einsatz findet er, wenn ich mich zu stark unter Druck setze auf der geistig-seelischen Ebene. Ich muss nicht zu 120 % funktionieren, 100 % wären mehr als genug. Schließlich existiere ich auch „nur" zu 100 %! Das Verständnis für mich selbst ist hier die wichtigste Erkenntnis, dass ich einfach nicht perfekt bin und das auch nicht erstrebenswert ist, denn genau das macht mich als Person aus: meine Stärken sind genauso wichtig wie meine Schwächen, die es gilt ebenso in mein Leben zu integrieren wie meine positiven Anteile. Wie langweilig wäre es doch wohl, würde immer alles so laufen, wie wir uns das wünschen oder planen! Wenn ich mir zu viel Druck mache, blockiere ich alle Denkfunktionen und stehe mir selbst im Weg. Es ist ganz wichtig auch mit mir selbst zufrieden zu sein, dann kann ich dies auch mit meinen Mitmenschen und lerne besser auch deren Schwächen zu akzeptieren. Umso ausgeglichener ist mein Seelenleben. Malachit fördert die Konzentration, findet Einsatz bei Diabetes mellitus, da er die Bauchspeicheldrüse stärkt, ebenso wie die Galle. Er ist einzusetzen für alle entzündlichen Prozesse des Körpers und vor allen Dingen bei Augenproblemen.

RHODOCHROSIT
Symbolik: Offenheit

Dieser schöne zartrosa Stein mit meist weißer Strukturierung ist ein wichtiger „Allrounder" in der Edelsteintherapie. Bei diesem Stein habe ich relativ lange gebraucht, bis ich seine ganze Wirkungsbreite erkannt habe. Er sitzt zwar an den Stirnbeinhöckern, arbeitet aber vom Sonnengeflecht aus Richtung Kopf. Wenn ich alte, verbrauchte Energien nicht los lassen kann, können neue Energien nicht Einzug halten. Es ist ganz wichtig, auch vom Denken her, hier die Energien loszulassen. Vom Solarplexus arbeitet er sich dann Richtung Kopf vor. Durch seine rosa Farbe stärkt er die linke, aktivierende Seite des Herzchacras und somit mein Selbstwertgefühl. Die Symbolik Offenheit bezieht sich aufs Halszentrum, um das was mir wichtig ist auszusprechen und mich darzustellen. Dann kommt die Energie im Kopf an. Mein Denken wird wieder klarer und mir kann bewusst werden, was mir wirklich wichtig ist. Dadurch wird die Negativität im Denken wieder ins Positive gekehrt. Vom Kopf aus wird die neu gewonnene Energie weiter zur linken Seite des Herzens geleitet. Auf diese Weise bekommt mein Herz wieder positive Energie und mein Selbstwertgefühl wird gestärkt. Es ist wie ein Kreislauf, was hier stattfindet. Es stellt sich wieder Zufriedenheit ein und der Einklang mit meiner eigenen Kraft. Besonders bei Kindern die den Eindruck vermitteln, sich in der Schule schlecht konzentrieren zu können oder zu schnell ermüden, hilft Rhodochrosit wieder mehr Schwung zu bekommen. Ihre Ausdauer wird gestärkt und sie können ihre Aufgaben müheloser erfüllen.

AQUAMARIN
Symbolik: Frieden
Sternzeichen: Zwillinge
Dieser zart hellblaue Stein, meist klarer Kristall, arbeitet von den Stirnbeinhöckern in Richtung

Sprachzentrum. Was mir durch den Kopf geht, das ich gerne sagen würde, mich aber nicht traue, sei es aus Angst vor Verlust der Zuneigung meines Gegenübers, oder andererseits, weil ich die Verantwortung dafür übernehme, wie der Andere auf meine Worte reagieren wird. Wichtig ist hier, dass alles was ich sagen will in neutraler Art und Weise verbal darstelle, Emotionen, die oft den Ton verfälschen oder sogar beleidigend wirken und das Gesagte in einem anderen Licht erscheinen lassen, außen vor zu lassen. Dafür ist natürlich nötig, nicht zu lange zu warten, denn dann staut sich das Thema auf und schaukelt sich dadurch hoch. Meist kommt dann alles aggressiver heraus als ich es eigentlich wollte. Darum ist es ganz wichtig, auch wenn ich meine es sind nur Lappalien, alles sofort richtig zu stellen und meine Bedürfnisse und meinen Standpunkt zu klären. Geschieht das nicht und ich schlucke ständig viel hinunter anstatt zu reden, entsteht mit der Zeit unterhalb des Halschacras das Gefühl einen „Kloß" im Hals zu haben, den ich ständig als Druckgefühl empfinde. Aquamarin symbolisiert den Frieden, der dadurch entsteht, dass alles im Gleichgewicht geschieht. Körperlich wirkt er wohltuend für den Magen, bei Nerven-schmerzen und Halsbeschwerden. Bei Heuschnupfen hilft er bei tränenden Augen.

Inhaltsverzeichnis

	Seite
Vorwort	3
Chacrenlehre	6
Wurzel- oder Basischacra	9
- Achat	10
- Granat	10
- Jaspis	11
- Rubin	11
Sacrales Chacra	13
- Feueropal	13
- Karneol	14
- Heliotrop	15
- Mondstein	16
- Chrysoberyll	17
Solarplexus- Sonnengeflecht	19
- Bernstein	20
- Goldtopas	21
- Tigerauge	22
- Olivin/Peridot	23
Herzchacra	25
- Aventurin	26
- Chrysopras	27
- grüner Turmalin	27
- Rosenquarz	28
- Kunzit	29
- rosa Koralle	30
- Rhononit	31
Halschacra	32
- Chalcedon	32

- Türkis	34
- Pyrit	34
- Opal	35
Drittes Auge	36
- Sodalith	37
- Zirkon	38
- Azurit	39
- Saphir	39
Scheitelchacra	41
- Bergkristall	42
- Amethyst	43
- Lapislazuli	44
- Fluorit	45
- Selenit	46
Nebenchacren	48
Fußchacra	48
- Onyx	48
- Schwarzer Turmalin	49
- Schneeflockenobsidian	50
Handchacra	51
- Bergkristall	53
- Moosachat	53
- Rauchquarz	54
- Diamant	55
Lymphchacra	57
- Rutilquarz	57
- Sugilit	58
- Perle	59
Schulterchacra	60

- Chrysokoll   61
-.Smaragd   61
- Zitrin   62
- Hämatit   63
Stirnbeinhöcker   65
- Jade   65
- Malachit   66
- Rhodochrosit   67
- Aquamarin   68

SCHLUSSWORT
Ich wünsche Ihnen jetzt viel Freude beim Lesen und viele neue Erkenntnisse. Aus meiner Erfahrung kann ich nur sagen es ist wichtig am Ball zu bleiben und nicht zu schnell aufzugeben, wenn sich nicht gleich in der erwarteten Zeit eine Besserung einstellt. Manchmal braucht man viel Geduld, aber im Nachhinein betrachtet stellt man fest, dass man sehr viel gewonnen hat.
Mit vielen lieben Grüßen Ihre Sonja Lindauer